COLLECTION

DES THÈSES

SOUTENUES

A LA FACULTÉ DE MÉDECINE DE PARIS

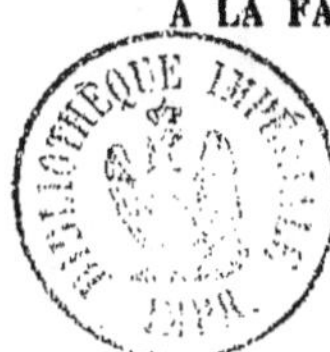

An 1869

TOME DEUXIÈME

BIL—BRI

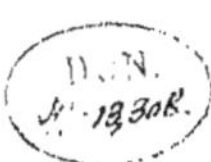

PARIS

A. PARENT, IMPRIMEUR DE LA FACULTÉ DE MÉDECINE,
rue Monsieur-le-Prince, 31.

N° 103

THÈSE

POUR

LE DOCTORAT EN MÉDECINE

Présentée et soutenue le 8 mai 1869,

Par ALEXANDRE BILLETOU,

Né à Donzy (Nièvre).

EXTERNE DES HÔPITAUX DE PARIS.

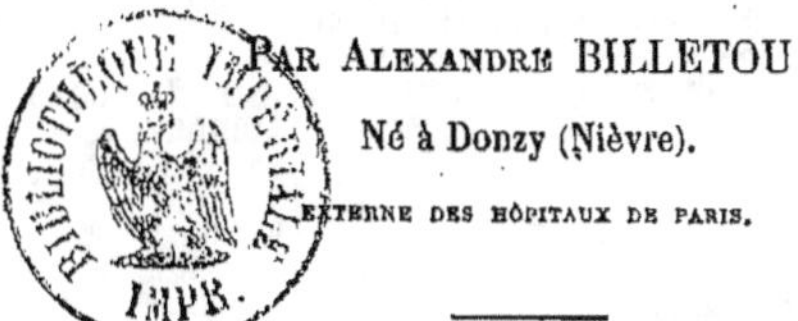

DE LA HERNIE LOMBAIRE

Le Candidat répondra aux questions qui lui seront faites sur les diverses parties de l'enseignement médical.

PARIS

A. PARENT, IMPRIMEUR DE LA FACULTÉ DE MÉDECINE
31, RUE MONSIEUR-LE-PRINCE, 31

1869

FACULTÉ DE MÉDECINE DE PARIS.

Doyen, M. WURTZ.

Professeurs. MM.

Anatomie.	SAPPEY.
Physiologie.	LONGET.
Physique médicale.	GAVARRET.
Chimie organique et chimie minérale.	WURTZ.
Histoire naturelle médicale.	BAILLON.
Pathologie et thérapeutique générales.	LASÈGUE.
Pathologie médicale.	AXENFELD. HARDY.
Pathologie chirurgicale.	DOLBEAU. VERNEUIL.
Anatomie pathologique.	VULPIAN.
Histologie.	ROBIN.
Opérations et appareils.	DENONVILLIERS.
Pharmacologie.	REGNAULD.
Thérapeutique et matière médicale.	GUBLER.
Hygiène.	BOUCHARDAT.
Médecine légale.	TARDIEU.
Accouchements, maladies des femmes en couches et des enfants nouveau-nés.	PAJOT.
Pathologie comparée et expérimentale.	BROWN-SÉQUARD.
Clinique médicale.	BOUILLAUD. SÉE (G.). N. BÉHIER.
Clinique chirurgicale.	LAUGIER. GOSSELIN. BROCA. RICHET.
Clinique d'accouchements.	DEPAUL.

Doyen honoraire, M. le Baron PAUL DUBOIS.

Professeurs honoraires :

MM. ANDRAL, le baron J. CLOQUET, CRUVEILHIER, DUMAS et NÉLATON.

Agrégés en exercice.

MM. BAILLY.	MM. DESPLATS.	MM. JACCOUD.	MM. PAUL.
BALL.	DUPLAY.	JOULIN.	PERRIER.
BLACHEZ.	FOURNIER.	LABBÉ (Léon).	PETER.
BUCQUOY.	GRIMAUX.	LEFORT	POLAILLON.
CRUVEILHIER.	GUYON.	LUTZ.	PROUST.
DE SEYNES.	ISAMBERT.	PANAS,	RAYNAUD.
			TILLAUX.

Agrégés libres chargés de cours complémentaires.

Cours clinique des maladies de la peau.	MM. N.
— des maladies des enfants	ROGER.
— des maladies mentales et nerveuses.	N.
— de l'ophthalmologie.	N.
Chef des travaux anatomiques.	Marc SÉE.

Examinateurs de la thèse.

MM. HARDY, *président*; BÉHIER, PETER, RAYNAUD.

M. FORGET, *Secrétaire*.

A Mme FAISEAU-LAVANNE

A MES PARENTS

A MES AMIS

DE LA

HERNIE LOMBAIRE

HISTORIQUE ET DIVISION DU SUJET.

« Il y a une quinzaine d'années que j'avais commencé ces recherches sur la hernie lombaire, pour en faire le sujet d'une monographie, à propos d'une observation recueillie dans mes salles de clinique du Val-de-Grâce. Mais je n'avais pas donné suite à cette étude, *à cause de la diversité des faits signalés par d'autres chirurgiens*, et mis en doute par quelques-uns, comme exemples de hernies lombaires proprement dites, soit traumatiques, soit spontanées, à ce point que bon nombre d'ouvrages les ont même passées sous silence » (1).

Deux mémoires ont été publiés sur la hernie lombaire, le premier par M. Grinfeltt (2) *à l'occasion d'un fait observé dans le service de M. le professeur Bouisson*, le second par M. le D^r baron Larrey, après la lecture d'une observation de hernie lombaire, à l'Académie de médecine, par M. le professeur Hardy. C'est à l'excellent travail de M. Grinfeltt et aux patientes et laborieuses recherches de M. Larrey que j'emprunte l'historique suivant.

(1) Baron Larrey. In Bulletin de l'Académie de médecine, mars 1869.
(2) Grinfeltt. In Montpellier médical, t. XVI, 1866.

OBSERVATION Ire.

« Hernia supra umbilicum rarissima est, infra eum atque ad latera
« non solum eam sæpius observavi, verum et pro abcessu habitam
« vidi ideo quod locus herniæ consuetus hic non esset. » (Barbette,
Chirurgia, cap. 7) (1).

Les mots *ad latera* ne sont pas suffisants pour faire admettre une
hernie lombaire.

OBSERVATION II.

« Dólée parle d'une espèce de hernie qu'il nomme lombaire, dont
il donne la situation entre les dernières des fausses côtes et la crête
de l'os des îles, arrivée par la division des fibres des muscles obliques
et du muscle transverse. Elle paraît si singulière que l'on pourrait
douter qu'elle eût jamais existé sans plaie qui l'eût précédée (2). »

OBSERVATION III.

Une blanchisseuse, rue de la Bûcherie près de la place Maubert,
ayant fait un faux pas, ressentit une douleur au côté droit du ventre,
entre la crête de l'os des îles et les cartilages des fausses côtes. Elle
fut peu de temps après attaquée d'un vomissement affreux, puis-
qu'à peine avait-elle avalé la moindre chose, qu'elle le rejetait.

Elle envoya chercher un médecin de la Faculté, son voisin, qui
lui ordonna quelques lavements, mais ils furent inutiles et ne lui
procurèrent aucun soulagement. Il lui prescrivit une potion narco-
tique afin de la faire dormir; l'ayant vomie aussitôt qu'elle l'eut
prise, elle n'eut pas l'effet que le médecin en attendait.

---

(1) Note de Lassus, t. I, p. 224, an III de la République.
(2) Reneaulme de Lagarenne. Essai d'un traité des hernies, 1726.

Ce médecin crut, le lendemain matin, que les bains feraient cesser ces vomissements, quoiqu'il reconnût déjà des matières écumeuses et chyleuses, c'est pourquoi il les lui ordonna : à peine la malade fut-elle dans le bain, que deux faiblesses, assez près l'une de l'autre, obligèrent de l'en ôter, afin de la remettre dans son lit.

On me vint chercher pour voir si je ne pourrais point donner du soulagement à cette femme ; mais n'étant point, malheureusement pour elle, à la maison, je fus longtemps à y aller, et je la trouvai morte à mon arrivée.

Ceux qui l'avaient soignée pendant sa maladie me récitèrent l'histoire que je viens de détailler, j'eus sur-le-champ d'autres idées que le médecin, et dis qu'il y avait un étranglement d'intestin en quelque endroit que ce fût : ce qui me fit visiter cette femme, où je remarquai une tumeur grosse comme une noix au côté droit du ventre, entre la crête de l'os des îles et les cartilages des fausses côtés. En maniant un peu artistement cette tumeur qui était assez dure, elle rentra tout d'un coup en faisant entendre un bruit assez clair (1).

OBSERVATION IV.

Le 13 janvier 1738, je fus mandé chez un boucher de cette ville pour voir sa femme, qui avait une tumeur semi-sphérique depuis trois semaines à la région lombaire gauche ; elle vomissait, depuis son apparition, tout ce qu'elle prenait ; on avait déjà consulté tous les médecins et chirurgiens allemands de la ville, qui l'avaient assuré que c'était un effet de l'état de grossesse où elle était, et que la tumeur et les accidents disparaîtraient au temps de ses couches ; la fièvre s'alluma, et une maigreur extrême l'ayant obligée de garder le lit, ses parents résolurent de me consulter. J'examinai d'abord

---

(1) Garangeot. Traité de chirurgie, t. I, p. 369, 1731.

la malade et en particulier la tumeur, je trouvai qu'elle était formée de parties, et que c'était précisément ce qu'on appelle hernie
ventrale ; je tentai inutilement d'en faire la réduction différentes
fois ; je n'en pus jamais venir à bout. Je n'osai proposer l'opération,
tant parce que la nation allemande répugne à tout ce qu'on appelle
couper, que parce que le succès me paraissait être fort équivoque,
eu égard aux accidents et à l'extrême faiblesse de la malade. Cependant je la fis saigner du bras, et prendre plusieurs lavements
anodins. La curiosité des parents et des assistants piqués du peu de
consolation que je leur donnais, fit qu'ils me pressèrent, le troisième jour, de m'expliquer nettement. Je leur dis ce que je pensais
sur la nécessité de l'opération, et sur le peu de succès que j'en es-
pérais. Ce discours ayant été rendu, la malade me fit prier instam-
ment de tout tenter pour lui sauver la vie ; je fis appeler tous ceux
qui l'avaient vue avant moi, et je leur prouvai que le seul moyen
de sauver la vie à la malade était celui de l'opération ; qu'elle pouvait avoir un heureux succès, si les parties qui formaient la tumeur
n'étaient pas mortifiées ; ils approuvèrent tous mon dessein et je la
fis dans l'instant.

L'incision des téguments et des muscles faite, quelques membranes et le sac herniaire déchirés, je découvris d'abord un dépôt
de matière purulente, qui s'évacua et me laissa voir une portion
de l'épiploon altéré, suppuré, que je nouai et coupai tout de
suite ; il y avait au-dessous trois petites circonvolutions des intestins grêles que je fis rentrer, parce qu'ils m'avaient paru dans
l'état naturel avec la portion d'épiploon noué... La malade finit
par guérir... (1).

____

(1) Ravaton. Traité des plaies d'armes à feu, obs. 60, p. 247, 1750.

OBSERVATION V.

**Hernie abdominale par la déchirure du péritoine et des muscles,
par Plaignaud.**

Pierre Thibeau, âgé de 9 ans, tomba d'un quatrième étage sur le pavé, le 22 avril 1789. Il fut transporté sur-le-champ à l'Hôtel-Dieu, où il mourut aussitôt.

On aperçut sur le cadavre, à la partie externe de la région ombilicale, une tumeur brune, de forme ovalaire, dont le plus grand diamètre était de 3 pouces. Cette tumeur disparaissait entièrement lorsqu'on la comprimait, et reparaissait dès qu'on pressait quelque autre partie de l'abdomen. L'ouverture du bas-ventre donna l'explication de ce phénomène.

On trouva le péritoine et la portion charnue des muscles, grand et petit oblique et transverse, déchirée en travers dans une étendue de 3 pouces; de sorte que les intestins n'étaient retenus que par la peau. Les viscères du bas-ventre paraissaient être en bon état, et il y avait très-peu de sang épanché... (1).

OBSERVATION VI.

« Lateraliter vero, versus regiones lumbares duo alii tumores « magis notabiles conspectui sese sisterent » (2). Observation aussi peu importante que celle de Barbette.

OBSERVATION VII.

« La hernie lombaire peut survenir entre le dernière fausse côte et la crête de l'os des îles, à l'endroit où le muscle oblique externe

---

(1) Desault. Journal de chirurgie, t. I, p. 337.
(2) Lachausse. De hernia ventrali, thèses de Haller, t. III, 1759.

n'est attaché que par un tissu cellulaire. L'expérience m'a appris
que le péritoine peut se rompre aussi à la partie postérieure, vers
le dos, et y former hernie » (1).

OBSERVATION VIII.

J'ai vu une hernie de la grosseur de la tête d'un enfant, placée
entre les fausses côtes et la partie postérieure de la crête de l'os des
îles du côté gauche : elle disparaissait très-souvent lorsque la malade était couchée ; d'autres fois, on était obligé de la presser pour
la faire rentrer ; mais un jour, que ni la situation, ni la pression
n'avaient pu réussir, la malade tomba dans les accidents de l'étranglement.

Je trouvai la tumeur beaucoup plus grosse qu'elle n'avait jamais
été, du moins selon le rapport que l'on me fit ; personne ne soup-
çonnait que ce fût une hernie. Les uns regardaient cette tumeur
comme un dépôt laiteux, d'autres la regardaient comme venteuse.
Il est vrai que jusqu'alors elle n'avait été accompagnée d'aucun des
accidents de la hernie, et que, d'ailleurs, le lieu où elle était placée
n'est pas un lieu ordinaire aux hernies ; mais, malgré cela, et quoique je n'en eusse jamais vu de cette espèce, les nausées, les défaillances et les vomissements des matières stercorales ne me permirent pas de douter que ce ne fût une vraie hernie, qui s'était faite
à travers les fibres aponévrotiques du transversal, entre le muscle
triangulaire et l'endroit où finissent les obliques. Les particularités
dont cette maladie était accompagnée méritent bien que j'en donne
un détail circonstancié ; mais comme je ne pourrais le faire ici
sans m'écarter de mon sujet, je me réserve d'en parler ailleurs (2).

« On ne sait pas ce que devint cette hernie. Petit promet d'en
parler ailleurs ; il ne le fait pas (3). »

---

(1) Balin. L'art de guérir les hernies, 1768.
(2) J.-L. Petit, t. II, p. 257, 1783.
(3) Boyer. Chirurgie, t. VIII, p. 327, 1822.

OBSERVATION IX.

« J'ai eu l'occasion de voir la hernie observée par J.-L. Petit, sur les parties latérales du ventre, c'est-à-dire dans l'espace compris entre le bord du grand oblique et du grand dorsal. Le muscle grand oblique, ne se terminant pas toujours postérieurement au niveau du grand dorsal, laisse un espace affaibli par lequel les parties peuvent facilement s'échapper » (1).

OBSERVATION X.

Un homme eut le malheur de se trouver dans une foule et d'être frappé au ventre par le timon d'un carrosse. Il survint de la fièvre, de la tension et de vives douleurs dans la partie latérale et inférieure de l'abdomen..... Vers le trentième jour de la maladie, celui qui donnait des soins à cette personne observa sur la convexité du ventre, dans l'endroit qui avait été frappé, une tumeur large, peu élevée, molle, douloureuse, qu'il prit pour un abcès, et sur laquelle il continua d'appliquer des cataplasmes. A cette époque de la maladie, nous vîmes que les apparences rendaient jusqu'à un certain point l'erreur excusable. Mais, malgré tous les symptômes d'une inflammation préexistante, que l'on croyait s'être terminée par suppuration, nous fîmes remarquer que la tumeur, quoique douloureuse et sans changement de couleur à la peau, disparaissait complétement par la plus légère pression de la main ; en un mot, que c'était une hernie qui se manifestait et non un abcès (2).

Dans cette observation de Lassus, la hernie siégeait *dans la partie latérale droite et inférieure de l'abdomen*, c'est donc une éventration et non une hernie lombaire.

Il en est de même de l'observation de Pelletan (3).

---

(1) Cartier (de Lyon). Précis d'observations de chirurgie, 1802, p. 147.

(2) Lassus. Chirurgie, t. II, p. 80, 1806.

(3) Chirurgie, t. I, p. 6, 2ᵉ et 3ᵉ obs.

OBSERVATION XI.

Écartement et hernies multipliées à la circonférence du ventre, par suite de plusieurs accouchements.

Je ne rapporte pas cette observation de Pelletan, parce que le siége de ces hernies multipliées n'y est pas mieux indiqué que dans le titre que je viens de citer. M. Grinfeltt (1), qui fait la même critique, a recherché dans Pelletan et dans les journaux de cette époque une observation plus démonstrative, il n'en a pas trouvé. Aussi je crois que l'on ne peut compter Pelletan parmi les observateurs qui ont vu et décrit la hernie lombaire.

OBSERVATION XII.

Un jeune homme, attaché au service de la garde sédentaire de Paris, reçut, le 6 floréal an IX, un coup de sabre au bas de l'hypochondre ; on l'apporta sur-le-champ à l'hôpital Saint-Louis..... On me dit que la blessure avait été faite par la pointe d'un sabre ; aussi ressemblait-elle plutôt à une piqûre assez large qu'à une plaie par instrument tranchant ; elle était distante environ d'un travers de doigt du rebord cartilagineux des fausses côtes, et se dirigeait vers le lieu qu'occupe le foie..... La petite plaie était pleinement cicatrisée le 13 prairial. Il négligea de soutenir sa cicatrice, comme je lui en avais donné le conseil ; et bientôt, malgré le peu d'étendue de la lésion, les viscères abdominaux formèrent hernie. La tumeur dans laquelle se trouvait probablement une portion de l'épiploon et de l'arc du côlon, avait acquis, au bout de dix-huit mois, le volume de deux poings. . . . . Depuis quelques mois il s'était néanmoins décidé à l'usage d'un bandage élastique circulaire, et sa hernie était aussi facile à réduire qu'à contenir (2).

---

(1) Loc. cit. Grinfeltt.
(2) Richerand, Nosographie chirug., t. III, p. 308; 1821.

OBSERVATION XIII.

J.-N. Damours, âgé de 75 ans, ancien domestique, doué d'une bonne constitution, pensionnaire de la maison de retraite de Montrouge, est sujet depuis vingt ans à des aigreurs d'estomac et à de fréquents vomissements.

Le 10 mars 1812, en soulevant un matelas fort pesant, il éprouva dans la région lombaire une vive douleur accompagnée d'un sentiment de déchirement. Sous l'influence des frictions sèches, amendement, puis disparition des douleurs au bout de six semaines.

Le 14 mai suivant, en se levant du lit, Damours ressent au même endroit les mêmes douleurs. A la visite de M. J. Cloquet, agitation extrême, coliques violentes, nausées, vomissements, constipation. Il y a dans la région lombaire droite une tumeur arrondie, peu saillante, sans changement de couleur à la peau, distante de 1 pouce et demi de la dernière côte et de cinq travers de doigt des apophyses épineuses lombaires. Peu douloureuse, rénitente, marronnée, séparée de la peau par une couche épaisse de graisse, cette tumeur adhère par un pédicule fort large aux parties profondes; elle augmente de volume et communique à la main de fortes impulsions par la contraction des muscles abdominaux (toux, éternuement, miction). Une douleur profonde, vive, continue, existe sur le trajet du cæcum et du côlon ascendant. Elle augmente par la station debout. Quand le malade est couché, la tumeur rentre facilement par la pression, sans bruit, et à sa place on trouve *un enfoncement facile à constater*. Alors les douleurs se calment; repos, potion opiacée, sommeil, diminution des vomissements. Au bout de huit jours, l'état du malade est satisfaisant, mais de temps en temps surviennent encore des coliques violentes et des nausées. Damours est transporté à l'hôpital Cochin : là on lui fait prendre des bains, quelques calmants, quelques antispasmodiques, mais sans beaucoup de succès. — Trois semaines après, Damours revient à la maison de

Montrouge dans le même état qu'il en était sorti. Réduire et maintenir réduite la hernie était la seule indication à remplir. Avec le consentement de Cayol, médecin en chef de l'hospice, M. J. Cloquet fait donner à son malade une ceinture élastique bouclée, munie d'une pelote arrondie. Les bons effets de ce bandage ne se font pas attendre. Damours se regarde comme guéri. Cependant la tumeur existe encore quand on retire le bandage ; aujourd'hui 2 septembre 1812, mais le malade n'en éprouve plus aucune incommodité (1).

OBSERVATION XIV.

Un enfant était tombé de plus de 30 pieds de hauteur sur des palissades. A leur arrivée MM. Decaisne et Vanvarenbergh trouvèrent le jeune Guillaume P..., âgé de 6 ans, couché, et ayant trois fortes contusions, dont l'une à l'œil droit avec ecchymose, la 2e au côté gauche et vers la partie moyenne du sternum, la 3e plus large encore occupant le flanc droit.

Il existait enfin au flanc gauche une tumeur à base large, de la grosseur d'un œuf, située un peu au-dessous de la partie moyenne de l'espace compris entre la dernière côte et la crête de l'os des îles, à quatre travers de doigt sur le côté des apophyses épineuses ; c'est-à-dire entre le bord antérieur du muscle grand dorsal, le bord postérieur du grand oblique et la partie correspondante de la crête de l'os des îles. Cette protubérance ne se faisait remarquer par aucune différence de couleur à la peau ; mais elle augmentait de volume par les cris de l'enfant et par les vomissements dont il était atteint. Afin de réduire cette tumeur, je couchai l'enfant sur le côté droit, dit M. Decaisne, en fléchissant les cuisses sur le ventre ; le taxis fit rentrer la hernie en faisant entendre un gargouillement manifeste ; il restait à

---

(1) J. Cloquet, Recherches sur les causes et l'anatomie des hernies abdominales. Thèse pour la place de chef des travaux anatomiques, p. 4, 5, 6 ; 1819. Observation résumée par M. Grinfeltt. Loc. cit.

la place de la tumeur un *écartement facile à constater*. Des compresses graduées, trempées dans le l'eau froide, furent appliquées sur cet écartement, à l'aide d'un bandage de corps assez fortement serré. Les vomissements cessèrent aussitôt, et l'enfant, qui avait jusque-là continuellement crié, cessa de se plaindre.

L'enfant, qui alla bien d'abord, fut pris de symptômes cérébraux, et succomba vers le milieu du second jour qui suivit l'accident. L'autopsie n'a pu être faite (1).

OBSERVATION XV.

Hernie lombo-abdominale (Verdier, *Traité des hernies*, 1840), survenue chez un homme, à la suite d'une chute violente sur la région du flanc droit. Le malade avait été adressé à Gasc, qui avait constaté avec Verdier une tumeur molle, pâteuse, élastique, à demi réductible, située entre la dernière fausse côte et le bord supérieur de l'os coxal (2).

OBSERVATION XVI.

Une jeune fille de 3 ans avait depuis sa naissance une tumeur située près de l'épine iliaque gauche postérieure. D'abord de petite dimension, elle est actuellement du volume d'une montre, mais conique. Elle rentre et sort avec une égale facilité.

La tumeur s'est étendue du côté droit et décrit une légère concavité en haut, du reste l'usage des membres est parfaitement conservé (3) (William Coles, *The Dublin journal*, mai 1857).

OBSERVATION XVII.

«M. Nélaton m'a dit avoir été consulté, vers 1858 ou 1859, par un chef de gare qui avait reçu, dans le flanc gauche, le choc violent

---

(1) Gazette médicale de Paris, p. 239, 1833. — Grinfeltt, loc. cit.
(2) Larrey, loc. cit., p. 149.
(3) Gazette médicale de Paris, p. 663, 1858.

d'un tampon de wagon. Des symptômes primitifs assez graves furent suivis de la production d'une tumeur du volume du poing, de forme hémisphérique, d'une consistance molle, dépressible et réductible, offrant tous les signes d'une hernie lombaire. Elle avait donné lieu d'abord à des erreurs de diagnostic, telles que collection sanguine, dépôt purulent, hernie musculaire, etc.

« Une ceinture à boucle, garnie d'une pelote, fut suffisante pour maintenir la hernie réduite, en faisant cesser tous les accidents, et bien des fois depuis cette époque, M. Nélaton a constaté une réduction définitive » (1).

OBSERVATION XVIII.

G... a été pris il y a un mois entre un mur et le bras d'une charrette. M. le D' Chapelain trouve une hernie lombaire dans le flanc droit (2).

OBSERVATION XIX.

Une femme célibataire, âgée de 62 ans, gardienne des lieux publics du grand théâtre de Bordeaux, d'une obésité excessive, avait vu se développer depuis vingt ans une tumeur à la région latérale gauche de l'abdomen, entre l'os iliaque et les fausses côtes ; au moment de sa mort, elle avait le volume d'une tête de fœtus. La peau qui la recouvre est luisante, laissant voir par transparence une couleur bleuâtre. La main, en la comprimant, sent rouler une masse élastique sous le tissu cutané, qui est littéralement réduit à l'épaisseur d'une feuille de papier. A la pression, la tumeur fuit, pour revenir aussitôt qu'elle cesse. En la pinçant entre deux doigts, on s'aperçoit qu'on pince une anse intestinale. Les doigts n'en sont séparés que par un derme excessivement réduit. La percussion donne

(1) Larrey, loc. cit.
(2) Gazette des hôpitaux, p. 406, 1861.

— 19 —

d'ailleurs la sonorité gazeuse. L'épaisseur compacte du reste de la
paroi abdominale fait un contraste frappant avec cette excavation
cutanée dont le pourtour est parfaitement tranché.

Il est visible qu'il s'agit d'une hernie intestinale, et tout porte
à croire que la portion engagée appartient à l'intestin grêle. Elle
n'a jamais occasionné le moindre accident, grâce à l'aisance dont
elle a toujours joui dans cette excavation. Aussi cette femme n'a
jamais senti le besoin d'un bandage pour maintenir cette hernie
réduite.

Une accumulation excessive de graisse dans l'épaisseur de la paroi
abdominale paraît pouvoir expliquer le mécanisme de cette hernie.
Des pelotons de tissu adipeux auront probablement écarté au début des fibres musculaires du muscle transverse. A travers les éraill-
lures, les anses de l'intestin grêle, qui sont si mobiles, auront exercé
une pression telle qu'elles y auront pénétré elles-mêmes, et peu à
peu l'écartement aura pris les proportions d'une vaste excavation
formée uniquement par un derme considérablement aminci en
vertu de son extensibilité (1).

OBSERVATION XX.

Cette espèce de hernie dite de J.-L. Petit, dont l'extrême rareté
a fait omettre la description dans plusieurs traités classiques, peut
ainsi être méconnue et donner lieu aux plus redoutables consé-
quences. Une erreur de ce genre a failli compromettre la vie d'un
jeune homme de 18 ans, grand, fort, robuste, qui se présenta au
D' Basset (de Toulouse), au mois de février dernier, pour une
tumeur de la région postérieure du flanc gauche. Le praticien de la
localité, ancien interne des hôpitaux, la prenant pour un simple
lipome, en avait conseillé l'excision, en le rassurant sur la facilité et
l'innocuité de l'opération, et quoique n'en éprouvant ni gêne ni

(1) Gazette des hôpitaux, p. 170, 1862 (D' Marmisse).

souffrance, ce garçon venait même pour en être débarrassé séance tenante, s'il y avait lieu.

Du volume d'une pomme ordinaire, cette tumeur n'a guère augmenté depuis l'âge de 7 ou 8 ans, que l'on s'en est aperçu. Elle est ovoïde, un peu aplatie, sans changement de couleur à la peau, indolente; à la palpation, elle est élastique, molle comme les lipomes, sans fluctuation, d'une mobilité très-bornée. Matité relative à la percussion qui n'est pas celle des collections liquides.

D'après la constitution du sujet, l'origine, l'ancienneté de cette tumeur, autant que les signes physiques, un abcès par congestion étant éliminé, M. Basset porta mentalement le même diagnostic que son confrère. Mais avant de procéder à l'opération, se rappelant la hernie de J.-L. Petit, il fit tousser son client et vit avec étonnement la tumeur augmenter de volume, par un mouvement d'expansion très-prononcé à chaque secousse de toux. Plusieurs expériences semblables donnant le même résultat, il fit coucher le blessé à plat ventre, et la réduction s'opéra assez facilement par le taxis; mais la contention cessant, le moindre effort, une secousse de toux, faisaient reparaître la tumeur. Ainsi plus de doute, c'était bien une hernie lombaire de J.-L. Petit.

Cet exemple montre les précautions dont le praticien doit s'entourer en pareil cas. Il fut facile, en effet, de reconnaître que ce jeune homme, malgré sa bonne constitution, était d'une famille de hernieux. Sa mère, son grand-père, sa grand'mère, étaient atteints de hernie; et l'hérédité paraissait être l'unique cause. Une ceinture de gymnase a été le meilleur moyen d'y remédier (1).

OBSERVATION XXI.

Dufayet entre dans le service de M. Bouisson pour une contusion..... (2).

---

(1) Union médicale, t. II, p. 578, 1864.
(2) Grinfeltt, loc. cit.

Depuis trois ans il a une hernie lombaire, qui s'est manifestée six mois après un violent coup de poing..... Ce coup de poing a obligé le malade de garder le lit douze jours.

OBSERVATION XXII.

Cacha, à la suite d'un abcès du flanc, a vu apparaître une hernie lombaire (1).

OBSERVATION XXIII.

Jeanne B..., 30 ans, modiste, rue des Récollets, n° 7, née à Yde (Cantal).

Entrée le 14 janvier dans la salle Saint-Jean de l'hôpital Saint-Louis, pour une paraplégie syphilitique incomplète, de laquelle je ne parlerai pas.

Cette malade, d'une assez bonne constitution, a toujours été bien portante jusqu'à ce qu'elle eût contracté la syphilis. Elle n'a pas eu de coqueluche pendant l'enfance; elle n'est pas sujette à s'enrhumer. Elle a eu un enfant à 18 ans. Ses parents n'avaient pas de hernie.

Quelque temps après son entrée, elle fit de violents efforts pour vaincre une constipation opiniâtre, qui se rattachait à la paraplégie, et c'est alors seulement qu'elle s'aperçut de la présence d'une tumeur dans la région lombaire.

Cette tumeur, de 8 centimètres de diamètre, est située dans la région lombaire, au-dessus du bord supérieur de l'os iliaque, à trois travers de doigt de l'épine iliaque antérieure et supérieure. Elle est sous-cutanée, à base large, hémisphérique, à peu près de la grosseur du poing. Elle est molle, indolente, sans changement de couleur à la peau, sans fluctuation, dépressible sous la main, très-sonore à la percussion, facilement réductible avec un bruit de gar-

---

(1) Sistach. Mémoires de médecine militaire, t. XIX, 1867.

gouillement caractéristique, reparaissant par la toux ou par un effort quelconque. Cette tumeur rentre facilement et complétement, mais elle reparaît même dans le repos au lit par un effort de toux, qui communique une impulsion à la main placée sur la tumeur.

Après la réduction de la tumeur on constate un intervalle triangulaire dont la base en forme de gouttière est formée par le bord supérieur, échancré en cet endroit de l'os iliaque, et les deux autres côtés par deux bords rigides et épais, surtout le postérieur.

La malade digère bien et se plaint seulement de quelques coliques.

Cette malade n'a pas d'autre hernie. Cependant on constate le même intervalle triangulaire dans la région lombaire opposée (1).

M. Huguier (2) à qui a examiné la malade de M. Hardy, pense que l'on peut expliquer la hernie par une disposition spéciale et individuelle de la région. En effet, cette malade présente sur le lieu de la hernie les traces d'un ancien abcès, une cicatrice de la peau trahissant une suppuration longue et abondante. A ce niveau, l'os iliaque offre une échancrure de 4 à 6 centimètres que l'on ne trouve pas sur l'os iliaque du côté opposé. C'est plutôt par cette échancrure que par le triangle de J.-L. Petit que la hernie s'est faite. Il serait très-possible que cette échancrure osseuse fût le résultat de l'affection syphilitique constitutionnelle dont la malade était atteinte à son entrée dans le service de M. Hardy, échancrure résultant d'un ramollissement et d'une résorption du tissu osseux, tels qu'on les observe dans les vieilles syphilis. Cette lésion osseuse pouvait être encore le résultat d'une disposition congénitale.

«En définitive, le cas de M. Hardy vient démontrer qu'il existe deux variétés de hernie sus-iliaque, l'une pouvant se faire à travers le triangle anatomique de J.-L. Petit, l'autre pouvant avoir lieu à travers une solution congénitale ou acquise de l'os des îles.»

---

(1) Hardy. In Bulletin de l'Académie de médecine, mars 1869.
(2) Huguier.   Id.   Id.   Id.

M. Huguier me paraît avoir un peu exagéré les choses. Et d'abord
M. Huguier avance que l'échancrure de la crête iliaque n'existait
que d'un côté; il est noté dans l'observation de M. Hardy que
l'échancrure existait sur les deux crêtes iliaques. En second lieu,
M. Hardy nous a fait remarquer dans son service, que la syphilis
n'était pas dans une période assez avancée pour avoir pu produire
encore une semblable lésion. La paraplégie incomplète de la malade a cédé trop promptement (un mois et demi), pour qu'on pût
croire à une lésion sérieuse. Il faut donc se rattacher à la seconde
hypothèse de M. Huguier, à une disposition congénitale. Enfin, il
a été constaté plusieurs fois, dans le service de M. Hardy, que le
siége de la hernie se trouvait bien dans le triangle de J.-L. Petit,
et non dans une solution de continuité de l'os iliaque, comme l'avait
dit M. Huguier à l'Académie.

OBSERVATION XXIV.

Blessure pénétrante de l'abdomen chez un sous-lieutenant d'in-
fanterie de marine, cicatrisation, puis hernie lombaire consécu-
tive (1).

OBSERVATION XXV.

«S... a une hernie lombaire gauche survenue spontanément. On
sait que J.-L. Petit a mentionné cette maladie fort rare. La réduction en est facile, la position du malade aidant. Il m'a semblé qu'il
y avait dedans une portion d'épiploon de la largeur d'une noix,
molle, inégale, aplatie. » Observation inédite de M. Auzias-Turenne,
et communiquée par M. le professeur Hardy, que je devais remercier
publiquement de sa bienveillance et de ses excellents conseils.

(1) Larrey. Bulletin de l'Académie, p. 561, mars 1869.

OBSERVATION XXVI.

« M. le professeur Dolbeau m'a dit avoir observé, dans ces derniers temps, chez une femme, une hernie lombaire intestinale qui, ayant été prise pour un abcès, fut ouverte avec le bistouri et donna issue à des matières fécales. Mais heureusement l'erreur de diagnostic du médecin de la malade ne fut pas suivie d'autres accidents, sauf l'anus accidentel dont la cicatrisation amena la guérison définitive » (1).

Après la lecture des 26 observations précédentes, le lecteur peut voir que l'on a décrit, sous le nom de *hernie lombaire*, toute hernie, soit traumatique, soit spontanée, qui a lieu à travers la paroi abdominale postérieure. C'est ce qui explique la *diversité des faits signalés* (2), et la confusion qui règne en ce sujet. Cependant il y a lieu, je crois, de distinguer et de décrire à part comme une hernie particulière, comparable aux hernies ovalaire, ischiatique, etc., la hernie qui arrive quelquefois dans l'*intervalle triangulaire dit de J.-L. Petit*, formé par le grand oblique, le grand dorsal et la partie supérieure de la crête iliaque, et de reporter au chapitre éventrations de l'abdomen, toutes les hernies traumatiques de la paroi postérieure, qui d'ailleurs ne présentent rien de particulier à la région. Ce n'est pas une nouveauté que je propose, car elle existe en germe dans les auteurs. Dolée, Garengeot, Ravaton, paraissent avoir observé des hernies lombaires spontanées, mais ils n'ont pas indiqué le siége précis de la hernie. C'est à J.-L. Petit qu'appartient cet honneur; le lecteur pourra en juger par le passage suivant : « ... Les nausées, les défaillances et les vomissements des matières

---

(1) Larrey. Bulletin de l'Académie, p. 564, mars 1869.
(2) Larrey. Loc. cit.

stercorales ne me permirent pas de douter que ce ne fût une vraie
hernie qui s'était faite à travers les fibres aponévrotiques du transversal, entre le muscle triangulaire et l'endroit où finissent les
obliques » (1). Après lui, Cartier (de Lyon) a noté également « l'espace
affaibli, qui existe entre le grand dorsal et le grand oblique, par
lequel les parties peuvent facilement s'échapper. » Depuis cette
époque les chirurgiens et les anatomistes ont indiqué le triangle
de J.-L. Petit, comme pouvant être le siége d'une hernie. MM. Grinfeltt et Larrey, dans leur description anatomique de la région lombaire, ont parlé du triangle en question, ce qui ne les a pas empêchés
de confondre la hernie traumatique, qui peut avoir lieu dans la
région lombaire comme partout ailleurs, avec la hernie que je
propose d'appeler *hernie triangulaire*, pour bien préciser son siége
dans le triangle de J.-L. Petit, et pour éviter les périphrases.

On m'objectera peut-être que c'est une hypothèse, et que rien ne
prouve qu'une autre partie de la paroi abdominale postérieure ne
puisse donner lieu à une hernie spontanée. J'essayerai de prouver
dans le chapitre de l'anatomie que le triangle de J.-L. Petit, seul,
peut être le siége d'une hernie spontanée dans la région lombaire.
En second lieu, à l'appui de cette opinion du siége exclusif de la
hernie dans le triangle de J.-L. Petit, j'apporte une observation
(celle de M. le professeur Hardy), dans laquelle, *après la réduction
de la tumeur*, M. Hardy a constaté facilement *un intervalle triangulaire dont la base en forme de gouttière est formée par le bord supérieur, échancré dans cet endroit, de l'os iliaque, et les deux autres
côtés par deux bords rigides et épais, surtout le postérieur*. Parmi les
autres observations de *hernie triangulaire*, MM. J. Cloquet, Decaisne
et Vanvarenbergh, ne font que mentionner un *enfoncement facile à
constater* (obs. 13 et 14), les autres auteurs sont muets à cet égard.

Espérons que dans les observations ultérieures, les auteurs indi-

---

(1) J.-L. Petit, loc. cit.

queront le siége, la forme et la grandeur de l'ouverture qui donne passage à la hernie.

Nous proposons d'appeler cette hernie, *hernie triangulaire*, préférant ce nom à la dénomination sus-iliaque, mise en avant par M. Huguier (1), parce qu'il a l'avantage d'indiquer moins vaguement le siége de la hernie.

Anatomie. — La paroi abdominale postérieure est formée par les muscles grand dorsal, grand oblique, petit oblique, transverse et les muscles spinaux.

« Le grand dorsal prend ses insertions fixes : 1° en dedans, sur les 6 apophyses épineuses des 6, 7, et quelquefois 8 dernières vertèbres dorsales ; sur les apophyses épineuses et les ligaments surépineux des 5 vertèbres lombaires, et sur toute l'étendue de la crête sacrée ; 2° en bas, sur le tiers postérieur de la lèvre externe de la crête iliaque ; 3° en dehors, sur la face externe et le bord supérieur des 3 ou 4 dernières côtes» (2). Le muscle s'attache à la ligne blanche et à la lèvre postérieure de la coulisse bicipitale.

Le *grand oblique* s'insère aux 7 ou 8 dernières côtes par des digitations qui s'entre-croisent avec celles du grand dentelé et du grand dorsal, à la ligne blanche et à l'arcade de Fallope, «à la moitié ou au tiers antérieur de la lèvre externe de la crête iliaque par de courtes fibres tendineuses ; elles s'appliquent en arrière au bord antérieur du grand dorsal, qui les recouvre en partie, et quelquefois restent séparées de celui-ci par un espace angulaire à base inférieure » (3).

Le *petit oblique* s'attache 1° en arrière à l'apophyse épineuse des 3 dernières vertèbres lombaires, à celle de la première vertèbre

---

(1) Huguier, Bulletin de l'Académie, mars 1809.
(2) Sappey, Myologie, p. 196, 1868.
(3) Sappey, loc. cit.

sacrée, à la tubérosité de l'os iliaque et au quart postérieur par une lame aponévrotique qui fait partie de l'aponévrose lombo-sacrée ; 2° en bas, aux trois quarts antérieurs de l'interstice de la crête iliaque par de courtes fibres tendineuses ; 3° en avant, au tiers externe du ligament de Fallope (1), à la ligne blanche et aux trois dernières côtes.

La portion charnue du petit oblique est recouverte en arrière, sur une très-petite étendue, par le grand dorsal.

Le *transverse* s'insère aux six dernières côtes, à la ligne blanche, à la moitié externe de l'arcade de Fallope, et «aux trois quarts de la lèvre antérieure par de très-courtes fibres aponévrotiques» (2).

La masse musculaire, commune au sacro-lombaire et au long dorsal, s'étend verticalement de l'os iliaque à la douzième côte. Elle offre la forme d'un prisme à la base triangulaire (3).

«En arrière, le grand oblique se termine par un bord charnu, au voisinage du grand dorsal ; les deux autres muscles (petit oblique et transverse) envoient fort loin des prolongements aponévrotiques. L'aponévrose postérieure du petit oblique se confond avec celle du grand dorsal ; celle du transverse est plus compliquée. Elle se divise en trois feuillets, dont le plus superficiel se réunit à l'aponévrose du petit oblique, les deux autres embrassent, en avant et en arrière, le muscle carré des lombes dont ils forment la gaîne.

On voit par là qu'il y a d'abord un point des parois abdominales qui est moins fortifié que les autres, savoir : le point où le grand oblique cesse de recouvrir les deux autres muscles (petit oblique et transverse). Chez beaucoup de sujets, le grand dorsal s'avance de manière à recouvrir le bord postérieur du grand oblique, et la paroi, au lieu d'être affaiblie, se trouve au contraire fortifiée ; mais d'autres fois il existe entre ces deux muscles un espace triangulaire, dans lequel le petit oblique n'est recouvert que par la peau ; c'est proba-

---

(1) Sappey, loc. cit.
(2) Sappey, loc. cit.
(3) Sappey, loc. cit.

blement une disposition de ce genre qui favorise la formation de
la hernie lombaire, observée par J.-L. Petit, Pelletan, J. Cloquet et
quelques autres (1).

M. Grinfeltt (2) avance que « l'aponévrose postérieure du petit
oblique n'occupe pas toute la hauteur de la région lombaire ; qu'il
y a entre cette aponévrose et le bord externe du muscle carré des
lombes un triangle dont le troisième côté est formé par le bord in-
férieur de la dernière côte et dont l'aire est occupée par l'aponévrose postérieure du muscle transverse de l'abdomen. » Cet au-
teur croit que cette disposition anatomique favorise la production
de la hernie lombaire. Certes, si le triangle de J.-L. Petit et le
triangle que M. Grinfeltt appelle lombo-costo-abdominal étaient
superposés, la hernie lombaire se produirait beaucoup plus facilement et beaucoup plus souvent, puisque les viscères n'auraient que
l'aponévrose du transverse à franchir pour arriver sous la peau.
Mais le triangle de J.-L. Petit est situé à la partie inférieure et externe de la région, tandis que le triangle lombo-costo-abdominal se
trouve à la partie supérieure et interne ; de sorte que le triangle in-
férieur est obturé par les fibres postérieures du petit oblique, qui
s'avance *ordinairement* jusque sous le bord externe du grand dorsal,
et le triangle supérieur est tellement bien recouvert et tellement
bien protégé par la masse sacro-lombaire et le muscle grand dorsal,
que l'on n'a pas cité d'exemple de hernie spontanée dans ce triangle ; il n'y a que des observations de hernie traumatique, qui peuvent se produire là comme ailleurs, sans avoir rien de particulier à
la région qui nous occupe.

« Les artères sont nombreuses, mais, en général, d'un petit ca-
libre, d'autant plus d'ailleurs qu'on s'éloigne de la partie postérieure
de la région. Ces artères sont les dernières intercostales et les lom-

---

(1) Malgaigne, Anatomie chirurgicale, p. 2;7, t. II ; 1858.
(2) Grinfeltt, loc. cit.

baires; quelques vaisseaux sont fournis par l'ilio-lombaire et l'artère circonflexe iliaque.

Les artères lombaires, assez volumineuses en arrière, sont situées d'abord entre le péritoine et le transverse, puis entre ce dernier muscle, qu'elles perforent vers son tiers postérieur, et le petit oblique (1).

M. Grinfeltt (2), qui a fait les recherches anatomiques sur cette région, a été conduit par analogie à signaler « l'orifice aponévrotique du transverse qui livre passage à la dernière intercostale aortique et présente une disposition particulière. Les fibres aponévrotiques s'écartent, laissent entre elles un léger intervalle limité de chaque côté par deux petits faisceaux entre lesquels passe l'artère en question, comme le cordon entre les deux piliers de l'anneau inguinal externe. Il y a donc là un point de l'aponévrose du transverse naturellement disposé à s'érailler et à laisser sortir l'intestin de la cavité abdominale. » Ce sont là, je crois, des considérations purement anatomiques, parce que l'on ne peut citer à l'apui de cette opinion aucune observation de hernie spontanée dans ce triangle lombo-costo-abdominal, où cette artère perfore tantôt l'aponévrose du transverse, tantôt le petit oblique.

De l'anatomie de la paroi postérieure de l'abdomen, on peut conclure que cette paroi est assez solidement disposée pour ne pas donner passage à une hernie spontanée, excepté dans le triangle de J.-L. Petit quand il existe. Dans quelle proportion rencontre-t-on cette disposition anatomique? On l'ignore : il n'y a pas de statistique sur ce sujet. Ordinairement ce triangle est suffisamment protégé par les fibres postérieures du petit oblique, et pour expliquer la rareté des *hernies triangulaires*, il faut peut-être admettre que le petit oblique se termine au même niveau que l'oblique externe, et

---

(1) Richet, Anatomie chirurgicale, p. 618 ; 1866.
(2) Grinfeltt, loc. cit.

que dans ce cas la paroi abdominale est réduite aux deux aponévroses du transverse, et de l'oblique interne. En tout cas, cette
hypothèse a besoin d'être confirmée par l'anatomie pathologique ;
ce qu'il est impossible de faire actuellement, puisque aucune des
observations de *hernie triangulaire* n'a été complétée et vérifiée par
l'autopsie.

Comment se forme la hernie triangulaire ? Lorsque les points fai-
bles de l'abdomen qui sont le siége ordinaire des hernies sont plus
résistants que le triangle de J.-L. Petit, la hernie triangulaire est
possible. Qu'une pression énergique des viscères abdominaux, pro-
duite par une chute (obs. 14, 15), un effort (obs. 13), l'acte de la
défécation (obs. 23), cause la rupture de quelques fibres aponévrotiques du transverse et du petit oblique, et la hernie triangulaire se
formera facilement. Les enveloppes de la hernie sont formées par
la peau, le fascia superficialis, le fascia propria et le péritoine.

M. Grinfeltt (1) croit que le sac ne doit pas avoir de collet ; son
orifice, dit-il, paraît habituellement assez large, et «cette absence
de collet donne au sac une forme à peu près toujours la même, celle
d'un segment de sphère plus ou moins considérable, en rapport
avec les dimensions de l'ouverture qui a livré passage aux viscères
abdominaux. »

M. Grinfeltt a observé un cas de hernie traumatique. Nous ne
pouvons donc appliquer ce qu'il dit à ce sujet, à la hernie triangulaire. Chez la malade de M. Hardy, que nous avons examinée plusieurs fois, la hernie était trop récente pour que le collet ait eu le
temps de se former ; aussi l'orifice de communication paraissait assez
large ; la mesure était environ 0,02 ou 0,03 à la base et 0,04 de
hauteur. Mais on ne voit pas *a priori* ce qui empêcherait la formation d'un collet. Les faits d'étranglement (4 sur 15) tendraient à
faire admettre la présence d'un collet à l'ouverture du sac : on

---

(1) Grinfeltt, loc. cit.

— 31 —

sait que l'étranglement est dû le plus souvent à la formation d'un collet.

Un mot maintenant sur la cause de l'étranglement. Est-il dû à la contraction des muscles transverse et petit oblique qui resserre l'orifice de communication, ou bien au rétrécissement du collet ? L'anatomie pathologique nous fait défaut : il est donc prudent d'attendre des observations ultérieures pour résoudre cette question.

Étiologie. — Parmi les 26 observations précédentes, j'élimine toutes les observations survenues à la suite d'un traumatisme, et je ne range parmi les *hernies triangulaires* que les observations de hernies causées par un effort quelconque, mais exemptes de traumatisme. Ces observations, au nombre de 15 (obs. 2, 3, 4, 7, 8, 9, 13, 14, 15, 16, 19, 20, 23, 25, 26), sont plus ou moins complètes. Dolée, Balin, Cartier et Verdier ne font guère que mentionner la hernie sans donner de détails sur le siége précis, l'ouverture, la cause, le volume de la hernie. C'est à l'aide des autres observations que je vais essayer de traiter le sujet.

Parmi les causes prédisposantes de la hernie triangulaire, il faut signaler la faiblesse relative de la paroi abdominale dans le triangle de J.-L Petit. Car, pour que la hernie triangulaire se produise, il faut que l'aire de ce triangle résiste moins aux efforts que les autres points de l'abdomen (canal inguinal, canal crural, ombilic, etc.), où les hernies se font habituellement.

L'hérédité (Dr Basset, obs. 20) et la grossesse (Ravaton, obs. 4) paraissent prédisposer à la hernie triangulaire, ainsi que l'échancrure de la crête iliaque, mentionnée dans l'observation de M. Hardy (obs. 23). Les causes occasionnelles ont été : un effort pour soulever un matelas (J. Cloquet, obs. 13), une chute (Decaisne et Vanvarenbergh, obs. 14; Verdier, obs. 15), l'obésité (Marmisse, obs. 19), des efforts violents de défécation (Hardy, obs. 23). Dans les observations de Garengeot et de M. Auzias-Turenne, la hernie paraît avoir eu lieu spontanément.

Le sexe a-t-il une influence sur la production de la hernie triangulaire ? Sur les 11 observations, dans lesquelles les auteurs ont indiqué le sexe, il y a 7 femmes, 1 enfant et 3 hommes ; mais chez l'un des hommes la tumeur avait été remarquée dès l'âge de 7 ans (obs. 20). Cette statistique, qui repose sur des observations incomplètes, à la vérité, prouverait donc la plus grande fréquence de la hernie triangulaire chez la femme : résultat qui demande à être confirmé par des observations ultérieures.

La hernie triangulaire peut se produire à tout âge. L'observation 16 nous offre un cas de hernie congénitale (W. Colles).

Symptômes. — Après un violent effort (Damours, obs. 13), après l'acte de la défécation (obs. 23), après une chute (obs. 14, 15), on voit apparaître promptement une tumeur située immédiatement au-dessus de la crête, et distante de quelques centimètres de l'épine iliaque antérieure et supérieure suivant la grosseur de la hernie. Le volume de la tumeur est variable : on le compare à une montre (obs. 16), à une pomme (obs. 20), au poing (obs. 23), à la tête d'un enfant (obs. 8). La peau qui recouvre la tumeur est normale, ayant son épaisseur, sa consistance ordinaire, excepté chez la malade de M. le Dr Marmisse (obs. 19). La peau conserve sa couleur ordinaire, elle est mobile sur la tumeur.

La tumeur est sous-cutanée, à base large, hémisphérique ; elle est indolente, élastique, molle, sans fluctuation, réductible avec un bruit de gargouillement caractéristique ; elle disparaît et reparaît avec la même facilité, en communiquant un choc à la main placée sur elle, lorsqu'on fait tousser le malade ; elle est, de plus, très-sonore à la percussion. Tels sont les caractères de l'entérocèle d'après l'observation de M. Hardy. Au contraire, lorsqu'il s'agit d'une hernie formée par l'épiploon, la tumeur, moins volumineuse, est molle, pâteuse, mate, élastique, réductible, mais sans bruit de gargouillement. Tels sont les caractères que nous présente l'observation de M. Auzias-Turenne.

La hernie triangulaire ne cause ordinairement que de légers troubles digestifs, des coliques en particulier ; dans d'autres cas, on a constaté des nausées, des vomissements, de la constipation, et la tumeur était plus ou moins douloureuse (J. Cloquet, Decaisne et Vanvarenbergh) ; ces accidents disparaissent après la réduction de la tumeur, comme l'ont vu les auteurs que je viens de citer.

La hernie triangulaire peut s'étrangler. On trouve alors une tumeur irréductible, dure, douloureuse ; la peau est normale au début ; plus tard, elle devient rouge et chaude, et l'on constate de l'œdème du tissu cellulaire. La douleur, locale d'abord, augmente d'intensité et s'étend à tout l'abdomen ; puis on voit apparaître les nausées, les vomissements, le ballonnement du ventre, la constipation.

Le pouls est faible, filiforme, intermittent ; la température baisse ; la peau se couvre d'une sueur froide et visqueuse ; le malade présente le type du facies hippocratique , il est tourmenté par un hoquet continuel, qui seul persiste alors que les autres symptômes s'amendent et lui font espérer la guérison, tandis que, pour le médecin, c'est un signe de terminaison fatale. En un mot, le praticien se trouve en présence des symptômes de l'étranglement qui ont suffi pour éclairer J.-L. Petit et lui faire diagnostiquer une hernie étranglée, quoiqu'il n'en eût *jamais vu de cette espèce.*

La hernie triangulaire est ordinairement réductible ; l'irréductibilité sans complication n'a pas été observée dans cette espèce, comme pour les autres hernies. On peut donc constater, après la réduction, la forme de l'ouverture, qui, dans l'observation de M. Hardy (obs. 23), est un triangle dont la base mesure 0,02 à 0,03 et la hauteur $0^m,04$. Les bords de ce triangle sont formés vraisemblablement par le grand oblique en avant et par le grand dorsal en arrière, paraissant de beaucoup le plus épais et le plus résistant. Cette forme de l'ouverture a une grande importance pour le diagnostic et pour le traitement ; il est nécessaire, en effet, que la

pelote du bandage ait une forme triangulaire pour bien contenir
la hernie.

Diagnostic. — Le médecin est en présence d'une tumeur située
dans la région où se trouve le triangle de J.-L. Petit. Elle est indolente, molle, élastique, sans changement de couleur à la peau, sans
fluctuation ; sonore, réductible, avec ou sans gargouillement, elle
communique un choc pendant la toux, et l'on peut constater un
intervalle triangulaire après la réduction. Il n'y a pas d'hésitation
possible dans ce cas : c'est une hernie triangulaire. Mais si la tumeur
est mate, pâteuse, tout en présentant les autres caractères de la
hernie, on pourrait la confondre avec un lipome, comme cela a eu
lieu dans l'observation 20. Il est probable que, dans ce cas, le
médecin avait fait un diagnostic incomplet, et qu'il avait oublié de
rechercher si la tumeur était réductible ou non, si elle communi-
quait à la main un choc pendant la toux. A ces deux signes, on
reconnaîtra la hernie épiploïque.

La réduction de la tumeur, surtout la réduction spontanée dans
le décubitus ventral, permettra de différencier la hernie des pelotons graisseux sous-péritonéaux. Il n'y a pas d'exemple de cette
erreur, dans les observations précédentes. Ces pelotons graisseux
existent, en effet, principalement dans la région ombilicale, mais,
comme ils peuvent se développer aussi dans la région lombaire, il
ne faut pas confondre leur fausse réduction avec celle de l'épiplo-
cèle.

Peut-on confondre la hernie triangulaire avec le phlegmon périnéphrétique ? Trousseau cite une observation dans laquelle cette
erreur avait été commise. « Dernièrement encore le bistouri aurait
pu inciser l'intestin, si le chirurgien, avant de procéder à l'ouverture de l'abcès périnéphrétique que l'on croyait exister en cette
région, n'eût pas eu le soin de s'assurer de la réductibilité de la
tumeur » (1).

____

(1) Trousseau, Clinique, t. II, p. 740, 1865.

Le phlegmon périnéphrétique est beaucoup plus volumineux que la hernie, on le sent par la palpation à la fois en avant et en arrière; il y a de l'œdème de la région rénale. Les symptômes généraux ne font pas défaut, et lorsque le phlegmon est consécutif à une maladie du rein, il a été précédé de coliques néphrétiques, dans le cas de calculs, et dans les autres de douleurs rénales, et de pus dans l'urine.

On a confondu la hernie triangulaire étranglée avec un abcès chaud, et un médecin a donné un coup de bistouri dans un cas semblable. (M. Dolbeau, obs. 26). C'est une erreur plus excusable que les autres, mais que l'on peut éviter assez facilement en tenant compte des commémoratifs et des symptômes de l'étranglement.

Le temps est passé où un chirurgien pouvait prendre une hernie triangulaire pour un dépôt laiteux ou pour une tumeur venteuse (obs. de J.-L. Petit).

Nous ne ferons pas de diagnostic différentiel entre la hernie triangulaire et les abcès froids, les kystes, les tumeurs du rein et du foie, parce que l'on n'a pas commis d'erreur de ce genre, et qu'il n'y a rien de particulier à en dire ici.

Il peut arriver qu'un malade atteint de hernie triangulaire ait en même temps un étranglement interne. Le médecin devra s'assurer de l'absence de symptômes locaux du côté de la tumeur, et en cas de doute, il faut opérer.

Pronostic. — Le pronostic de la hernie triangulaire est le même que celui des autres espèces de hernie. Ordinairement il suffit de faire fabriquer un bandage approprié pour remédier aux troubles digestifs, permettre au malade de travailler, et empêcher la tumeur d'augmenter de volume. Il n'existe pas de moyen curatif, pas plus pour cette hernie que pour les autres.

La hernie triangulaire peut s'étrangler. Il y a 4 cas d'étranglement sur 15 observations; mais ce chiffre est probablement exagéré, car les malades ont recours au médecin seulement lorsque la hernie leur cause des souffrances. Un certain nombre de hernies ont pu rester indolentes pendant toute la vie et passer inaperçues ; tel est le cas qui s'est offert à l'observation de M. le D' Marmisse (de Bordeaux).

Traitement. — Le traitement de la hernie réductible est simple. Une ceinture en caoutchouc vulcanisé, portant une pelote triangulaire et convexe, fut employée avec succès par M. le professeur Hardy. Il serait nécessaire d'ajouter des sous-cuisses au bandage, s'il tendait à s'élever au-dessus du triangle de J.-L. Petit. Si, par hasard, la hernie devenait irréductible, il faudrait avoir recours à une pelote concave, d'une grandeur suffisante pour contenir la hernie sans la comprimer.

En présence d'une hernie triangulaire étranglée, le médecin pratiquera le taxis perpendiculairement à la paroi abdominale, le malade étant couché sur le côté opppsé, et tous les muscles relâchés. Cette manœuvre ne paraît pas offrir beaucoup de difficultés, puisque Garangeot (2° obs.) a réussi à réduire, *post mortem*, une hernie triangulaire, dont l'étranglement avait causé la mort de la malade.

Si le taxis échouait, il ne resterait d'autre ressource que la kélotomie. Comment agira l'opérateur ? Ravaton seul a opéré une hernie lombaire étranglée. Mais la cause de la hernie est passée sous silence, et le siége est indiqué vaguement dans la région lombaire gauche ; de sorte que l'on ne sait pas si Ravaton a opéré une hernie triangulaire ou bien une hernie située dans un point quelconque de la région lombaire ; le doute est d'autant plus permis qu'il s'agit d'une femme enceinte. « L'incision des téguments et des muscles faite, dit-il, quelques membranes et le sac herniaire déchirés, je découvris un dépôt de matière purulente, une portion de l'épiploon altéré, suppuré, que je nouai et coupai tout de suite ; il y avait au-dessous trois petites circonvolutions des intestins grêles. » On se demande pourquoi Ravaton a incisé des muscles avant d'arriver sur le sac ? La hernie était-elle interstitielle ? On ne peut guère expliquer autre-

ment la présence de fibres musculaires au devant du sac, car les enveloppes de la hernie doivent être formées par la peau, le fascia
superficialis, le fascia propria et le péritoine.

L'opérateur ouvrira assez largement le sac pour pouvoir arriver
sur le siége de l'étranglement : il fera le débridement multiple, pour
ne pas s'exposer à blesser les nombreuses artérioles provenant soit
de la circonflexe iliaque, soit des lombaires ou de l'ilio-lombaire.

CONCLUSIONS

Il existe dans la paroi abdominale postérieure un point faible, dû
à la présence du triangle de J.-L. Petit.

Il peut se produire quelquefois dans ce point une hernie dite
triangulaire, comparable aux hernies ovalaire, ischiatique, etc.

En présence d'une tumeur de la partie postérieure et inférieure
de la région lombaire, le médecin ne doit pas oublier la hernie
triangulaire dans son diagnostic différentiel.

avait la présence de fibres musculaires en dedans du sac, car les enveloppes de la hernie doivent être [illegible] par la peau, le fascia
superficialis, le fascia propria et le péritoine.

Une sœur ouvrière passe le pouce [illegible] le sac pour arriver
sur le siège de l'étranglement : il faut le déplissement multiple pour
[illegible] : il faut [illegible] voir des lombrics ou de l'iléo-lombaire.

CONSULTATIONS

Anatomie et physiologie normales. — Des muscles et aponé[illegible].
Il décrit dans le genou [illegible] un point faible, dû
à la présence du [illegible].

Physiologie. — Que la sécrétion rénale; composition de l'urine
[illegible], comment elle [illegible] bronches ovalaire, [illegible]tique, etc.

Physique. — Effets physiques et chimiques des courants élec[illegible].
Ses applications diverses.

Chimie. — Des combinaisons de l'hydrogène avec le phosphore,
l'arsenic et l'antimoine; propriétés et préparations de ces cos[illegible].

Histoire naturelle. — Des feuilles; leur structure, leur [illegible]
[illegible] termes employés pour indiquer leurs plus ou moi[illegible]
nuances [illegible] ; qu'entend-on par feuille simple, composée [illegible]
[illegible] ? Des pétioles, des stipules, des bractées, de la phy[illegible].

QUESTIONS

SUR

LES DIVERSES BRANCHES DES SCIENCES MÉDICALES

Anatomie et histologie normales. — Des muscles et aponévroses du cou.

Physiologie. — De la sécrétion rénale; composition de l'urine.

Physique. — Effets physiques et chimiques des courants électriques; applications diverses.

Chimie. — Des combinaisons de l'hydrogène avec le phosphore, l'arsenic et l'antimoine; propriétés et préparations de ces composés.

Histoire naturelle. — Des feuilles; leur structure, leur position, leur forme; termes employés pour indiquer leurs plus ou moins grandes dimensions; qu'entend-on par feuille simple, composée et décomposée? Des phyllodes, des stipules, des bractées, de la phyllotaxie.

Pathologie externe. — Des fistules et des tumeurs lacrymales.

Pathologie interne. — De l'embolie pulmonaire.

Pathologie générale. — De la congestion.

Anatomie et histologie pathologiques. — Des perforations pulmonaires.

Médecine opératoire. — Du massage des membres; de sa valeur et de la manière de le pratiquer.

Pharmacologie. — Comment prépare-t-on et purifie-t-on les huiles essentielles? Comment peut-on reconnaître si elles sont falsifiées?

Thérapeutique. — Des antipériodiques.

Hygiène. — De la sophistication du vin.

Médecine légale. — Empoisonnement par les champignons vénéneux; symptômes, altérations pathologiques; traitement.

Accouchements. — De l'accouchement par la face.

Vu, bon à imprimer,

HARDY, Président.

Permis d'imprimer,

Le Vice-Recteur de l'Académie de Paris,

A. MOURIER.